SPÉCIALITÉ THÉRAPEUTIQUE

DE

L'ÉTABLISSEMENT THERMAL

DES

EAUX-CHAUDES

(BASSES-PYRÉNÉES)

d'après les documents puisés dans les œuvres *manuscrites* (*Journal de Barèges*) d'Antoine, François et Théophile de BORDEU.

DEUX LETTRES A SON AMI F...

PAR CH. LEMONNIER,

Médecin inspecteur, ex-inspecteur adjoint des eaux de Bagnères-de-Bigorre, lauréat de la Société de Médecine de Toulouse, correspondant de la Société de Médecine de Bordeaux, de l'Académie royale de Médecine de Madrid.

PARIS

B. BAILLÈRE ET FILS,

LIBRAIRES DE L'ACADÉMIE IMPÉRIALE DE MÉDECINE,
Rue Hautefeuille, 19.

1861

SPÉCIALITÉ THÉRAPEUTIQUE

DE

L'ÉTABLISSEMENT THERMAL DES EAUX-CHAUDES

(Basses-Pyrénées).

SPÉCIALITÉ THÉRAPEUTIQUE

DE

L'ÉTABLISSEMENT THERMAL

DES

EAUX-CHAUDES

(BASSES-PYRÉNÉES)

d'après les documents puisés dans les œuvres *manuscrites*
(*Journal de Barèges*) d'Antoine, François et Théophile
de BORDEU.

DEUX LETTRES A SON AMI F...

Par Ch. LEMONNIER,

Médecin inspecteur, ex-inspecteur adjoint des eaux de Bagnères-
de-Bigorre, lauréat de la Société de Médecine de Toulouse,
correspondant de la Société de Médecine de Bordeaux, de
l'Académie royale de Médecine de Madrid.

PARIS

B. BAILLÈRE ET FILS,

LIBRAIRES DE L'ACADÉMIE IMPÉRIALE DE MÉDECINE,
Rue Hautefeuille, 19.

—

1861

EXTRAIT DU

*Journal des Connaissances médicales
et pharmaceutiques,*

des 20, 30 avril et 20 mai 1861.

LE

JOURNAL DES CONNAISSANCES MÉDICALES ET PHARMACEUTIQUES

Paraît tous les dix jours. — Rédacteur en chef propriétaire, M. le docteur CAFFE, ancien chef de clinique de l'Hôtel-Dieu de Paris, etc., etc.

Prix de l'abonnement: 8 fr. par an.

A la librairie de MÉQUIGNON-MARVIS, 4, boulevard Saint-Germain, vis-à-vis le Musée de Cluny.

SPÉCIALITÉ THÉRAPEUTIQUE

DE

L'ÉTABLISSEMENT THERMAL

DES EAUX CHAUDES

(Basses-Pyrénées).

A M. le docteur F... à Naples.

Mon cher confrère,

Vous me demandez de quelles *Eaux-Chaudes* je suis inspecteur ? Si vous ouvriez un peu plus les livres pour lesquels vous avez un profond dédain, vous auriez lu, que l'établissement thermal que je dirige, est situé à onze lieues de Pau, chef-lieu du département des Basses-Pyrénées, et se trouve dans le voisinage immédiat des Eaux-Bonnes, qui n'en sont séparées que par un trajet de 45 minutes, ce qui permet à nos baigneurs de boire à Bonnes, et aux buveurs de Bonnes de se baigner chez nous. (1) Cette proximité des deux établissements principaux des Basses-Pyrénées, met

(1) Un service d'omnibus sert à relier les deux localités.

sous la main de nos malades et de ceux qui les accompagnent, des médicaments, de même nature chimique, il est vrai, puisque ce sont, des deux parts, des eaux sulfureuses sodiques, mais de propriétés spéciales différentes, si l'on consulte l'*analyse clinique*, le seul juge en pareille matière.

Autrefois on allait *aux eaux* pour la guérison des maladies chroniques, de quelque nature qu'elles fussent, sans s'inquiéter le moins du monde d'adapter la spécialité thérapeutique de chaque source, à chaque spécialité morbide. Les eaux minérales quelles qu'elles fussent, sulfureuses, salines, ferrugineuses, alcalines, acidules, etc., étaient indistinctivement administrées. Elles jouaient alors le rôle de l'eau pure dans les traitements hydrothérapiques, et souvent avec moins de succès; car l'eau pure possède cet avantage de n'être pas, par sa nature, spéciale, tandis que, malheureusement, dans le système ancien, une spécialité thermale pouvait parfaitement, par hasard, venir se heurter à une spécificité morbide en opposition avec la source.

Mais le travail, commencé si heureusement par les Bordeu, s'est continué depuis : l'ordre, la méthode se sont établis.

On dirige aux eaux, d'une même famille, les maladies relevant de cette classe thérapeutique; puis, enfin, procédant toujours par une analyse de plus en plus précise, on en est ar-

rivé, de nos jours, non-seulement à propor-
tionner la nature des eaux, à la nature des affections, leur force au tempérament, à l'âge,
au sexe, etc., mais encore à établir, dans une
même classe d'eau, des nuances qui corres-
pondent à des indications thérapeutiques plus
limitées, enfin, à découvrir la spécialité véritable de chaque établissement, ou mieux, de
chaque groupe des sources de la même famille.

Je vais donc, pour vous satisfaire, non point
énumérer les maladies que les eaux sulfureuses, en général, que par conséquent les Eaux-
Chaudes pourraient guérir et guérissent plus
ou moins bien, à l'égal des autres : mais celles
qu'elles guérissent *mieux* que ne font leurs
congénères.

Vous verrez, que si les Eaux-Bonnes ont
leur cercle thérapeutique bien défini; que si
leurs eaux, si je puis m'exprimer ainsi, vont
toujours à leur adresse; que si ce médicament
a un lieu d'élection, il en est de même pour les
nôtres.

Pour établir le cercle légitime d'attribution
thérapeutique d'une eau minérale administrée
depuis longtemps, il ne faut que consulter les
faits, les analyser de bonne foi, en se résignant
d'avance à rester sur le pied de l'égalité, ou
même de l'infériorité, avec d'autres établissements.

Si les travaux des Bordeu conservent encore

leur crédit ; si le cercle des attributions tracé par eux, pour les sources des Pyrénées, est encore, après plus de cent ans, celui reconnu légitime à notre époque d'investigation minutieuse ; si pas une source par eux examinée n'est sortie du rôle à elle reconnu par ces grands maîtres, c'est qu'ils travaillaient dans la sincérité et le vrai ; aussi, est-ce à eux que je vais recourir pour vous tracer le tableau des qualités thérapeutiques des Eaux-Chaudes.

Bien que je sois attaché, depuis ma jeunesse, au service des eaux minérales ; que depuis vingt-un ans j'habite les Pyrénées ; que, pendant ce laps de temps, j'aie dirigé un assez grand nombre de malades sur les Eaux-Chaudes, et que ma position actuelle m'ait placé dans des conditions bien plus favorables pour en faire une étude pratique, je fais un médiocre cas de mon expérience personnelle, si je ne la sens appuyée, corroborée par celle de mes prédécesseurs, par celle des médecins des régions voisines et des gens du pays.

Je sais que le monde est routinier, que le peuple vit souvent sans contrôle sur des idées reçues ; cependant le nombre de ceux qui, par amour seul de l'entêtement, ont recours à un remède impuissant, est bien restreint. Ce que je puis vous dire, cher confrère, c'est que les gens de la vallée et des communes voisines *croient* aux vertus de leurs eaux, et que, con-

trairement à beaucoup de localités thermales,
les Eaux-Chaudes et leurs voisines les Eaux-
Bonnes sont prophètes en leur pays. Ce fait
m'a beaucoup frappé par sa singularité ; je ne
sais s'il aura la même influence préjudicielle
sur vous.

Théophile Bordeu, après avoir fait la descrip-
tion de l'établissement et du pays, avoir énu-
méré les sources et indiqué leur dénomination, commence ainsi : (Manuscrit du journal
de Baréges, verbal 1749, page 85) :

« Les Eaux-Chaudes sont de la même nature
» que celles de Baréges, de St-Salvador (St-
» Sauveur), de Cauterets ; elles sont grasses,
» bitumineuses , douces , savonneuses, assez
» chaudes.

» Comment trouver la différence de toutes
» ces eaux ? qu'est-ce qui les distingue ? en
» quoi se ressemblent-elles ? dans quels cas
» conviennent-elles ? et quelle est l'occasion
» dans laquelle un malade peut choisir ? quelle
» est celle ou *précisément* il faut se servir de
» telle ou telle source ? *Hoc opus hic labor*
» *est* (1).

» M. Minvielle, célèbre médecin du siècle
» dernier, avance qu'elles sont bonnes pour la
» *migraine*, qu'elles conviennent contre le *mal*
» *caduc*, contre les *vertiges*, dans la goutte se-
» reine, pour le *tintement d'oreille*, dans l'en-

(1) Les gens d'esprit parlaient alors latin.

» *gourdissement de la langue*, dans la *crudité*
» *aigre de l'estomac*, pour ceux affligés de coli-
» ques ; qu'elles remédient aux *obstructions du*
» *foie*, aux douleurs *néphrétiques*, qu'elles sou-
» lagent les *asthmatiques*, qu'elles arrêtent les
» *palpitations de cœur*, qu'elles conviennent
» pour *le mal de mère*, pour *provoquer les mois*,
» pour remédier aux flueurs blanches et à la
» *stérilité* (page 89). »

A cette époque, on ne s'en servait guère, comme le fait remarquer Bordeu, pour les maladies externes :

« J'avais remarqué, continue cet illustre ob-
» servateur, qu'on s'en sert comme on le fai-
» sait il y a deux cents ans, contre les obs-
» tructions du foie et de la rate, et celles d'au-
» tres parties ; contre les pâles couleurs, les
» maux de tête, les asthmes humides, les maux
» d'estomac, et qu'on s'en sert en bains comme
» en boisson et en douche. »

Je vous ferai remarquer, cher confrère, que Théophile Bordeu, en résumant l'énoncé de Minvielle, laisse immédiatement de côté le *mal caduc* et la *goutte sereine*, par la bonne et excellente raison, que ces affections ne relèvent guère plus d'un médicament que d'un autre, et n'ont point encore trouvé leur spécifique. En revanche, il place dans le cercle d'attribution des Eaux-Chaudes, certains rhumatismes comme vous allez le voir plus loin.

MIGRAINES.

Suivent plusieurs observations de migraines
soulagées ou guéries, puis « ces eaux sont fa-
» meuses pour cette maladie, je me contente
» de remarquer que les Eaux-Chaudes ont
» une *vertu particulière* qui doit les rendre
» céphaliques, la voici cette propriété: toutes
» nos eaux sulfureuses portent à la tête, mais
» il n'en est pas qui le fasse d'une manière
» aussi sensible que les Eaux-Chaudes, elles
» enivrent beaucoup plus que les autres. »
(Verbal, 1754 et 1755, page 346 du manuscrit)
fait non expliqué, mais reconnu exact depuis
Bordeu, par tous ceux qui usent de ces eaux
en boisson pendant quelques jours.

COLIQUES ET DIARRHÉES.

Après le récit de quelques observations:
« C'est encore ici une maladie dont nous pour-
» rions rapporter des guérisons sans nombre,
» mais nous sommes toujours arrêtés lorsqu'il
» s'agit de pénétrer la disposition de l'*estomac*
» qui les constitue, et les changements que
» nos eaux opèrent sur ce viscère. Rien de
» plus étonnant encore que le *prompt soulage-*
» *ment* opéré par nos eaux dans ce cas. Mon
» père en a marqué son étonnement dans sa
» dissertation sur les eaux du Béarn. (Page 352
» du manuscrit). »

AFFECTIONS HYPOCHONDRIAQUES..

» Plusieurs sujets d'un tempérament bilieux
» et mélancolique avec des chaleurs d'en-
» trailles, vents, ictères passagers, vertiges,
» palpitations, hémorrhoïdes, terreurs pani-
» ques et tous les autres symptômes de la tribu
» vaporeuse qui viennent de la *stase ou de l'ar-
» rêt des humeurs dans les vaisseaux mésenté-
» riques*, ont pris les Eaux-Chaudes avec un
» grand succès. Beaucoup de ces malades ont
» été soulagés pour longtemps, d'autres gué-
» ris radicalement. Qui n'a vu dans la pra-
» tique, tous les remèdes ordinaires blanchir,
» pour ainsi dire contre ces sortes de disposi-
» tions convulsives singulièrement désolantes
» pour les médecins comme pour les malades?
» Ce qui me paraît *particulier* aux Eaux-
» Chaudes, c'est que ceux qu'elles ont guéri
» radicalement, se sont trouvés extrêmement
» fatigués, longtemps même après leur usage ;
» ils se sentaient guéris et délivrés du poids
» étonnant, de la gêne et de l'embarras qui
» portaient jusque sur leur esprit et leur hu-
» meur, mais ils étaient fort échauffés. Ces
» eaux moins chaudes que tant d'autres, le
» sont plus *in potentia* (en réalité) comme on
» dit : elles animent les fluides et les solides
» d'une manière remarquable. *Il est ordinaire*
» *qu'elles donnent des hémorrhoïdes*, et qu'elles
» excitent les *règles des femmes*, mais disons le

» en passant, combien la façon victorieuse
» dont elles emportent les affections hypo-
» chondriaques, est contraire à la manière
» d'agir des autres remèdes prétendus spéci-
» fiques! Que dirait-on à quelqu'un qui préten-
» drait guérir les mélancoliques en les échauf-
» fant, en les animant, en excitant le pouls,
» les nerfs, toute la machine enfin? Les ac-
» tifs, les toniques, le feu, le baume, sont les
» calmants naturels dans ces maladies. Je dis
» dans celles qui ne sont pas compliquées avec
» des viscères skirreux, des poitrines prêtes à
» éclater, et autres semblables. Si le corps est
» entier, si la machine est ferme, il est bon, il
» est nécessaire de la remuer, il s'agit de re-
» fondre un tempérament, de le retourner
» pour ainsi dire, ou de le remonter. Cela ne
» peut se faire qu'en lui résistant, en arrêtant,
» en changeant la pente qu'il a naturellement.
» Les Eaux-Chaudes, dit *fort sensément* un de
» nos historiens, *rafraîchissent, par une vertu*
» *encore inconnue, la chaleur du foie, contre la*
» *maxime de l'art que les contraires guérissent*
» *par les contraires.* Elles éteignent la véhé-
» mence de l'ardeur de la maladie hypochon-
» driaque. Cet historien n'avait-il pas entendu
» dire cela à quelque bon galéniste? (Verbal,
» de 1734 et 1735, page 336 du manuscrit). »

STÉRILITÉ.—ANÉMIE.—CHLOROSE.

« De toutes nos sources, celles qui se sont
» acquis une plus grande réputation contre la

» stérilité, sont les Eaux-Chaudes. Une tradi-
» tion sourde nous apprend qu'elles donnèrent
» autrefois des princes à notre état Béarnais
» Le peuple les appelle (verbal, 1747) *em-*
» *pregnadères*, expression que je ne puis ren-
» dre que par celle d'*engrosseuses*.

« M. Minvielle, médecin du siècle passé, dit
» en ces termes, dans un manuscrit que j'ai dans
» les mains, que l'expérience fait voir, à dé-
» couvert, un grand nombre de femmes qui,
» après plusieurs années de stérilité, sont de-
» venues fécondes, et ont eu plusieurs enfants,
» par le secours de ces eaux.

» Les Eaux-Chaudes excitent les règles et
» les avancent, elles doivent avancer en même
» temps, et fortifier l'aptitude à la génération.
» Qui ne sait le rapport qu'il y a entre ces
» deux choses ? Il est vrai qu'on voit bien des
» femmes stériles qui ont leurs règles, mais
» *on n'en voit pas dans ce cas* en qui nos eaux
» ne changent quelque chose dans la quantité
» des règles. Celles-ci ne consistent pas tant
» dans l'écoulement du sang menstruel, que
» dans la plénitude des mouvements et des
» fonctions que les organes de la génération
» doivent faire. Il en est, pour ainsi dire,
» comme d'un organe paralytique qui se
» nourrit, il est vrai, mais qui n'a point de
» mouvement, ce sont nos eaux qui augmen-
» tent son embonpoint et *lui rendent son ac-*
» *tion.*

» Enfin, mon père et le chirurgien d'Ossau,
» dont je parlais ci-dessus, ont vu des femmes
» qui avaient fait une ou deux couches, et qui
» n'en faisaient plus depuis 3 ou 4 ans, rede-
» venir enceintes, après avoir pris les Eaux-
» Chaudes. »

Suivent plusieurs observations à l'appui. Il
fait la remarque que dans plusieurs circonstances, on usait d'injections faites avec un
tuyau de cuir ou une seringue, absolument
comme on le pratique aujourd'hui.

« Peut-être n'est-il pas inutile d'observer,
» continue Théophile Bordeu, que les esprits
» des Eaux-Chaudes ne laissent pas d'avoir
» *quelque chose de particulier*, comme je l'ai re-
» marqué à l'article de la migraine. L'odeur
» qu'elles répandent n'est pas précisément la
» même que celle des autres sulfureuses. Elles
» paraissent singulièrement *affecter les nerfs*,
» et il semble qu'elles portent, dans les yeux
» des femmes affaiblies qui en usent, une vi-
» vacité nouvelle. (Verbal, 1754 et 1755, page
» 380 du manuscrit). »

Les citations précédentes me semblent mettre hors de doute que les Eaux-Chaudes
exercent une action *spéciale* sur l'utérus et le
système nerveux tout entier; ce que démon-
tre, au reste, la nombreuse clientèle féminine
qui s'y rend depuis des siècles, et qui nous
force actuellement à construire des aménage-
ments particuliers dans l'établissement.

Ce qui constitue, en quelque sorte, le triomphe des Eaux-Chaudes, dit M. Constantin James (page 66 de son manuel) « c'est leur
» aptitude toute particulière à congestionner
» l'utérus, et par suite, à rétablir la menstrua-
» tion. Ainsi, il est très commun de voir chez
» des jeunes filles chlorotiques, les règles re-
» paraitre dans l'espace de quinze jours d'u-
» sage de ces eaux : sous ce rapport, les Eaux-
» Chaudes agissent souvent *beaucoup mieux*
» que les sources ferrugineuses elles-mêmes.

Je préfère laisser parler les autres quand il s'agit de sources auxquelles je porte naturellement quelque intérêt, je me permettrai seulement cette observation, que c'est bien plus en activant la circulation capillaire qu'en congestionnant l'utérus que les eaux chaudes agissent. Mon opinion, en tout conforme ici à celle des Bordeu, est parfaitement d'accord avec les faits, car la même action qui provoque les règles résout les engagements utérins, sur lesquels les eaux chaudes exercent une action si prompte et si décisive. Je n'entends ici parler, bien entendu, que de ceux qui ne sont point de nature cancéreuse.

DOULEURS RHUMATISMALES.

Théophile Bordeu, après le recit de plusieurs cas de douleurs rhumatismales guéries, aux Eaux-Chaudes, en 3 ou 5 jours, chez des malades entièrement perclus de toutes les extrémi-

tés, ajoute : « Je pense même que ces eaux
« sont meilleures, pour la plupart des rhuma-
« tismes, que celles de Bagnères et de Caute-
« rets, et je me fonde sur les rapports de tou-
« tes les eaux. Page 354 du manuscrit. »

Si nous étions plus ambitieux, que vrais,
nous pourrions, sur une affirmation aussi po-
sitive, aussi bien basée, puisqu'elle est établie,
nous dit le grand maître, sur la comparaison
des faits recueillis à toutes les autres eaux;
nous pourrions, dis-je, comprendre tous les rhumatismes dans le cercle légitime de nos attributions. Mais les douleurs rhumatismales constituent une dénomination complexe, embras-
sant et le rhumatisme articulaire et le rhumatisme musculaire et les névralgies etc. Ces douleurs dépendent, ou d'une disposition naturelle de l'organisme, ou seulement de causes
externes. Dans ce dernier cas toutes les eaux
minérales réussissent, à la condition d'en user
méthodiquement, et, dans la névralgie, de
dompter l'affection par une température d'une
fixité absolue. Dans le premier, au contraire,
la maladie revêt un caractère *spécial*, et c'est
à une eau spéciale qu'il faut avoir recours
pour obtenir une guérison réelle et *non fardée*.
Beaucoup d'affections de ce genre étant à la
fois sous la dépendance d'altérations dans les
fonctions abdominales et dans le système nerveux, rien ne me paraît plus clair, sous les ré-
serves précédentes, que l'énoncé de Théophile

Bordeu. Quant a la rapidité avec laquelle les cures de ce genre s'effectuent ici (1), elle est on ne peut plus surprenante et prouve que nos eaux, notamment celle du Clot, consacrée au rhumatisme, sont nécessairement plus énergiques que ne le feraient supposer la mesure du principe sulfureux et les autres expériences chimiques faites jusqu'à ce jour : il y a là quelque chose de patent, mais d'inexpliqué, si non d'inexplicable, car il ne faut pas engager l'avenir.

PARALYSIES.

Après plusieurs observations sur la paralysie « il serait facile, dit Bordeu, de rapporter « bien d'autres cas semblables, où les eaux « chaudes ont réussi ; mais il faut avouer « qu'elles manquent souvent. Ce qu'il y a de « singulier c'est qu'elles ne sont ni fort chau- » des ni purgatives (2) de façon qu'il semble

(1) Ces eaux sont si efficaces dans certaines espèces de rhumatismes qu'on voit souvent des malades qui, à leur arrivée, ne se traînaient qu'à l'aide de béquilles, s'en retourner à pied dans leurs villages. — Docteur Taylor, page 127.

(2) Si la boisson des eaux chaudes ne réussit pas à lâcher le ventre chez tous les malades, ce que je ne nie pas, ces mêmes eaux, administrées en lavements, ne manquent *jamais* leur effet et sont appelées à déraciner pour quelques jours, et souvent pour six à huit mois, les habitudes de constipation les plus invétérées. (Rapport général, 1860).

« que les paralysies de la même espèce qui
« guérissent, aux autres eaux plus chaudes et
« plus purgatives, ne guérissent pas, comme
« on le croit communément, par la forte ac-
« tion de la chaleur, ni par les irritations des
« premières voies. Les eaux chaudes agissent
« comme *évacuantes* et comme *altérantes*, elles
« changent les humeurs et en même temps
« elles évacuent soit par les reins, soit par la
« transpiration, soit enfin en redonnant du ton
« aux différents organes excrétoires ou secré-
« toires. »

Les réflexions que je faisais, à l'endroit des douleurs rhumatismales, ont ici leur place; le traitement des maladies dont Bordeu vient de traiter est du domaine de toutes les eaux thermales; aussi convient-il franchement que les eaux chaudes manquent souvent, ce qui ne peut étonner si l'on considère que le temps seul est fréquemment l'unique remède, quand la paralysie dépend de la compression exer-cée par un épanchement sanguin ou séreux, que les propriétés altérantes et évacuantes des eaux chaudes ne sont appelées à résoudre que lentement, soit par des évacuations s'effectuant par les reins ou par la peau. Quant aux para-lysies par suite d'immobilité prolongée, de rétractions musculaires, d'ankyloses incomplè-tes, c'est à un traitement tout externe qu'il faut avoir recours, et c'est à l'eau considérée com-me *agent physique,* et au *calorique ordinaire,* plus encore qu'aux vertus résolutives de l'eau sulfureuse, qu'il faut rapporter les honneurs de la cure.

Les seules circonstances, où la paralysie rentre dans la spécialité de nos eaux, sont celles où l'affection semble se rattacher, soit à la suppression plus ou moins brusque d'une excrétion ou sécrétion naturelle ou anormale du ventre ou même d'une maladie habituelle, critique des viscères qui y sont contenus.

SURDITÉ.

Théophile Bordeu rapporte avoir souvent vu guérir aux Eaux-Chaudes des surdités et de simples duretés d'oreilles, ainsi que des bourdonnements et certains petits abcès ou dépôts qui se font dans la cavité du conduit auditif par les injections de l'eau du roi (le rey), et il ajoute, quelques lignes plus bas, que ces infirmités guérissent quelquefois par le moyen des autres eaux minérales aussi bien que par celui des Eaux-Chaudes, ce qui me dispense de commentaires. Dans ces cas comme dans tous, c'est la spécificité de la maladie qui décide de celle du remède.

Le cercle légitime des attributions thérapeutiques des Eaux-Chaudes (une fois écarté le cercle de spécialité générale commune à toutes les eaux minérales sulfureuses) (1) se

---

(1) Le siége électif de l'action des eaux sulfureuses (est la peau et le système lymphatique.

borne donc, vous le voyez, cher confrère, à un petit nombre d'états morbides ayant pour principe soit des lésions purement nerveuses, soit presque toujours la complication de ces mêmes affections, avec des lésions fonctionnelles ou organiques du ventre, l'estomac, les intestins, le foie, les reins, la vessie et surtout l'utérus.

Je crois pouvoir, en raison même de l'action directe et spéciale des Eaux-Chaudes sur les organes abdominaux, et surtout, par suite des faits nombreux venus à ma connaissance, rattacher à la spécialité de ces eaux la goutte et ses complications diverses. Voici comment je m'exprime sur cette affection dans mon rapport général de l'an dernier :

« Je dois noter aussi que, timide à l'origine
» dans l'administration des eaux chaudes aux
» malades goutteux, j'ai dû reconnaître, d'a-
» près les nombreux renseignements pris au-

Toute affection chronique, qui par son étiologie s'y rattache, leur appartient. Cependant, il y a toujours à distinguer les cas dans lesquels la maladie doit être principalement attaquée par la thermalité et l'eau considérée comme agent physique, de ceux où l'*action spécifique* de la minéralisation joue le premier rôle, car le mode d'administration et la température deviennent à volonté la source du degré d'*excitation* ou de *sédation* compatible avec le développement normal de l'action curative de la sulfuration.

» près d'anciens habitués de ces eaux, ceux
» fournis par la tradition et les dix-sept ou
» dix-huit cas de cette nature dont j'ai suivi le
» traitement avec le plus grand soin, que le
» renouvellement des attaques n'est point à
» redouter ici, et que, sauf quelquefois un peu
» de réveil de la douleur sur des organes an-
» ciennement pris, les eaux agissent favora-
» blement et sans faire repasser l'affection à
» l'état aigu, *loco dolenti*. Ces résultats heureux
» peuvent et doivent tenir à la facilité avec
» laquelle on tient le ventre libre, soit au
» moyen de l'eau prise en boisson, soit sur-
» tout au moyen de la même eau introduite
» en lavements pris par la méthode ordinaire
» ou par douches ascendantes (1).

(1) « J'ai fait observer (Bordeu, verbal, 1750 et
» 1751, p. 154) que ces lavements font rendre
» beaucoup de glaires ; ils paraissent plus décidé-
» ment purgatifs que ceux pris avec l'eau de Ba-
» gnères, qui lâche plus communément le ventre
» prise en boisson. Il me paraît que les eaux de
» Barèges dissolvent et délaient les mucosités in-
» testinales et les rendent, par là, plus coulantes.
» Elles font couler le ventre, non point à titre
» d'*irritant*, mais en s'incorporant avec les glaires
» et en rendant les voies plus lubréfiées. »

Si la goutte est incurable lorsqu'il s'est formé
des concrétions pierreuses, on peut la guérir ou
du moins en retarder considérablement les accès
par le moyen de ces eaux (Eaux-Chaudes-Bonnes),
qui agissent alors non-seulement à titre de diapho-

Il me resterait, cher confrère, à **vous** entretenir de notre établissement, de **son** aménagement, de ses ressources thérapeutiques sous le rapport de l'administration des eaux, enfin de tous les détails nécessaires à connaître pour apprécier convenablement une station thermale; ce sera, si je ne vous ennuie pas trop, le sujet d'une nouvelle lettre.

—

DEUXIÈME LETTRE.

Etablissement thermal (1).

Notre établissement est, sans contestation, un des mieux entendus des Pyrénées. Il forme sur la rive droite du Gave un carré de 32^m de côté, et possède cet avantage incontestable d'être situé à une distance, on peut dire nulle, des Griffons, c'est-à-dire des déversoirs naturels des eaux thermales qui l'alimentent. Ce voisinage immédiat et la température modérée des sources, permettent d'utiliser leurs

rétiques et de diurétiques, mais encore comme stomachiques, car la goutte dépend encore beaucoup de l'affection de l'estomac, viscère qui, comme nous l'avons remarqué, influe d'une manière si évidente sur tout le système de l'économie. (Bordeu père, Dissertation sur les eaux du Béarn, précis d'Observations, p. 23.)

(1) Les conseils de M. Jules-François ont exercé la plus heureuse influence sur les travaux exécutés aux Eaux-Chaudes.

eaux, sans déperdition sensible de leurs principes, *à leur degré de chaleur native*, et, par
conséquent, toujours *invariable*, point capital,
comme je l'ai dit, plus haut, dans la cure des
névralgies, et qui constitue leur véritable *spécifique*. Cet établissement, complétement fer-
mé, conserve toute l'année une température
à peu près égale ; ce qui s'oppose aux brus-
ques variations de chaud et de froid que pourraient subir les malades à la sortie de leur
bain où ils sont venus souvent, *expressément*,
pour niveler, si je puis m'exprimer ainsi, la
température anormale de leur corps. Cette
heureuse disposition, jointe à l'aménagement
des étages supérieurs en logements très confortables, permet aux personnes délicates de
passer immédiatement et sans risques du bain
au lit, sans détruire, par un exercice intempes-
tif, le calme opéré par leur immersion dans
l'eau.

Les trois sources de l'établissement alimentent : 21 baignoires, 5 bains-douches, 6 douches générales ou locales, deux douches ascendantes pour dames, une pour hommes et
une vaste piscine toujours remplie d'eau minérale courante et vierge, enfin 3 buvettes
ayant leurs prises d'eau immédiatement aux
Griffons. En outre, un générateur distribue de
la vapeur d'eau minérale, à un bain et à une
douche de vapeur, et dans un assez grand
nombre de bains-douches où le malade trouve

ainsi réunis : bain, douches chaude et froide et de vapeur, de manière à satisfaire, sur place, à toutes les exigences de la médecine. Ces mêmes cabinets, ainsi que ceux de bain simple de la section de l'Esquirette, plus spécialement dévolus au sexe féminin, sont munis d'appareils spéciaux pour l'administration des douches intérieures.

. Outre ces trois sources principales, il existe, à quelques mètres de distance, trois autres sources uniquement exploitées comme buvettes.

Un petit tableau placé à la fin de cette lettre vous indiquera les noms de chaque source, leur richesse en principes sulfureux et alcalins, ainsi que leur température.

Comme leurs voisines, les Eaux-Bonnes, ces eaux précipitent plus décidément en gris-blanc que les autres sulfureuses sodiques, par le nitrate d'argent (2), et quand elles sont concentrées par le chlorure de baryum (3) et l'oxalate d'ammoniaque (4), ce qui indique des pro-

(2) Précipité diminuant beaucoup et noircissant par l'ammoniaque.

(3) Précipité diminuant à peine par l'acide azotique.

(4) J'entends par réaction alcaline proprement dite, celle due à de la soude ou de la potasse.

(5) Les eaux, à leur état naturel, ne font que se troubler par les deux derniers réactifs, sans donner précisément naissance à un précipité.

portions assez notables de chlorures, de sulfates et de chaux. Elles verdissent à peine le sirop de violettes et ramènent lentement au bleu le papier de tournesol rougi par un acide; ce qui accuse une réaction alcaline proprement dite (5), assez faible, et ce qui, rapproché des proportions assez fortes d'acide sulfurique employées dans les essais alkalimétriques, dénote qu'une portion notable de cet acide, doit se combiner, dans l'opération, avec de la chaux unie aux acides carbonique ou plutôt silicique. L'abondance des chlorures semble y annoncer ce que, du reste, accusent l'analyse des quantités, relativement, assez sensibles d'iode. (Filhol, pag. 378.)

Ces faits qui tendraient à faire établir un petit groupe particulier, dans la famille des eaux sulfureuses sodiques, n'ont rien qui étonne, quand on remarque la différence des terrains d'où s'échappent ces sources; tandis que la plupart des sources sulfureuses pyrénéennes sortent immédiatement de terrains granitiques, celles des Eaux-Bonnes et des Eaux-Chaudes ne se montrent au jour, les premières que dans des bancs de calcaire, et les secondes que dans l'intervalle qui sépare ces terrains du granit.

J'en reste là, mon cher confrère, je sais que vous n'aimez guère la chimie, sans quoi je me serais peut-être laissé aller à essayer de mettre d'accord les résultats de l'expérience clinique, le souverain maître en médecine, avec les connaissances encore peu avancées que la chimie nous fournit sur les agents thérapeutiques de nos Eaux-Chaudes. Au reste, comme je conviens que cette justification, qne cette contre-épreuve est inutile et simplement de curiosité devant l'analyse des faits, je me contente de vous promettre, pour vos délassements d'hiver, le premier mémoire que je publierai sur ce sujet.

CITÉ THERMALE.

La température de la belle saison est d'environ 17 ou 18 degrés centésimaux. Bien que placées sur les bords du Gave et dominées par d'énormes montagnes qui n'y laissent pénétrer le soleil que pendant un temps plus court que dans la plaine, les Eaux-Chaudes jouissent d'une atmosphère assez sèche ; ce qui a son importance à une époque de l'année, ou il faut généralement opter entre une vive chaleur ou une grande humidité. Ces deux conditions de fraîcheur et de sécheresse, assez rarement réunies, même dans les pays de montagnes, ont leur raison 1° dans l'élévation du sol au-dessus de la mer, 675 mètres, 2° dans l'étroitesse de la vallée qui produit au-dessous du Gave un courant d'air montant ou descendant.

Le village se compose, outre l'établissement qui en paraît le château, de 24 maisons généralement confortables, dont deux hôtels dignes de figurer dans une grande ville (1).

PROMENADES.

La question des promenades s'est élevée, dans ces derniers temps, à la hauteur de la question médicale ; aussi serais-je incomplet si je ne vous en disais un mot, surtout en vous parlant d'une localité où elles constituent le principal et presque unique amusement. Nous avons bien une salle de réunion, de musique, de lecture, mais ce ne sont guère des plaisirs de ville que réclament nos baigneurs, ce qu'ils viennent chercher aux Eaux-Chaudes c'est la *liberté de mouvements,* c'est l'*interruption des servitudes sociales.*

On y vient, comme à une villa, prendre l'air en négligé, chasser, pêcher, courir en voiture, à cheval, voire même à âne, vivre enfin à la manière anglaise. La chapelle catholique et le temple protestant comptent beaucoup plus de visiteurs que les cafés et les maisons de jeu, et si, de temps en temps, on danse ou joue au cercle, ni le curé ni le ministre n'ont rien à y reprendre.

Dans le voisinage immédiat de l'établissement se trouvent plusieurs promenades pittoresques que l'administration municipale s'oc-

(1) Hôtel de France, à l'entrée du village. Hôtel Baudot, sur les allées d'Henri IV.

cupe actuellement de continuer. Un sentier charmant conduit, en une heure, à la fameuse grotte des Eaux-Chaudes, longue de 450 mètres.

Sur l'autre rive du Gave et au-dessus de la jolie cascade du pont d'Enfer, existe le petit plateau de *Goust;* ce serait un petit paysage de de l'âge d'or, si les enfants de ce nid d'aigle ne rappelaient trop fréquemment, au visiteur, qu'à l'âge d'or a succédé celui de l'argent.

Une route de 1ʳᵉ classe, que l'on va continuer jusqu'à la crête des Pyrénées, pour aboutir aux bains espagnols de Penticouse, conduit à *Gabas*, au pied du pic du midi d'Ossau élevé de 2,984 mètres au-dessus du niveau de la mer. C'est de ce hameau que l'on part, pour monter au pic, ou pour aller seulement l'admirer, du premier ou du second plateau de Bious-Artigue. Toujours sur la route de Gabas, le Longchamps des Eaux-Bonnes et des Eaux-Chaudes, s'ouvre un vallon admirablement boisé, où les baigneurs vont visiter la fraîche grotte de *Mailly* et la cascade dite de l'Impératrice. Mais la course par excellence est le trajet des Eaux-Chaudes aux Eaux-Bonnes par le col de *Gourzi*.

Il existe encore bien d'autres excursions charmantes, mais à quoi bon parler courses à un homme qui adore la sieste, qui recommande l'exercice à ses clients et qui dort dans son fauteuil ?

Les Eaux-Chaudes sont connues de temps immémorial. Les sources de l'Esquirette, du Rey et de Larressec sont les plus anciennes. L'aménagement des deux premières passe pour être dû à Sanche-Abarca, premier roi d'Aragon, *lequel étant travaillé*, dit la chronique, *d'une froideur extrême du cerveau qu'il s'était acquise par l'usage des melons et des concombres, en revint heureusement*. Ce même roi laissa l'ordre de bâtir, aux Eaux-Chaudes, un domicile pour les infirmes, qu'on a nommé depuis *Maison-du-Roi*, et dont l'emplacement, sinon la bâtisse, porte encore le nom de *Château*. Les Eaux-Chaudes étaient plus tard le rendez-vous des princes de la maison de Foix et de Bigorre. Les Mémoires de Marguerite de Navarre nous apprennent que ces eaux, qu'elle fréquentait habituellement, passaient de son temps pour *spécifiques* contre les maladies de l'estomac, qu'Henri le Grand les avait honorées de sa présence. La belle Fosseuse écrivait que la vie et la vue n'étaient pas joyeuses à l'égal des Eaux-Chaudes. Enfin, des monuments authentiques prouvent que Catherine de Navarre, sœur d'Henri IV, alla prendre ces eaux l'année qui précéda son départ du Béarn pour la cour de France.

On lit encore, en partie, l'inscription suivante gravée sur le rocher à la source de Larressec :

*A dame Catlin
de France sœur du roi très chrétien
Henri IV en juin 1591.*

*Cavcasus et Rhodope
Tristi delebitur œvo
At nostro inscrlpta
Pectore fixa manent.*

Ce qui veut dire en français que le souvenir de la princesse sera plus durable que les montagnes.

L'entrée du *houral,* sur l'ancienne route des Eaux-Chaudes à Laruns, possède un petit oratoire élevé à la Vierge en mémoire du passage de la princesse en 1591 ; mais l'inscription, un peu fastueuse, relative à ce fait, et qui existait encore en 1784, a maintenant disparu, il n'existe plus qu'une prière à la Vierge en style du temps.

TABLEAU DES SOURCES DES EAUX-CHAUDES

Température au Griffon.

Clot,	36.20	buvette, bains, douches.	Lemonnier. 20 octobre 1840, 15 août 1858, 4 octobre 1860.
Esquirette,	35.00	buvette, bains, douches.	
Rey,	33.50	buvette, bains, douches.	
Larressec,	24.80	buvette.	
Baudot,	25.00	—	
Minvielle,	11.50	—	

Quantité de sulfure de sodium.
(eau, 1 litre prise au Griffon.)

	g.	
Rey,	0.01100	
Larresec,	0.00950	
Clot,	0.00900	Lemonnier, 15 août 1858.
Baudot,	0.00900	— 4 octobre 1860.
Esquirette,	0.00850	
Minvielle,	0.00455	

Quantité de principe alcalin rapporté à la soude
anhydre (eau, 1 litre).

	g.	
Larressec,	0.139012	
Rey,	0.134646	Lemonnier, 15 août 1858.
Clot,	0.103036	— 4 octobre 1860.
Esquirette,	0.096248	— 6 janvier 1861.
Baudot,	0.084248	
Minvielle,	0.079540	

La sulfuration indiquée est presque identique à celle relatée dans les recherches sur les eaux des Pyrénées du docteur Filhol. L'alcalinité, quoiqu'un peu plus forte, n'en diffère pas non plus sensiblement (Filhol, page 378).

Paris.—Imprimerie de E. Brière, rue Saint-Honoré, 257.

Paris. — Imp. de Brière, rue Saint-Honoré, 257.